Dʳ GUILLET

Professeur à l'Ecole de Médecine de Caen.

—⊙⋅⊙—

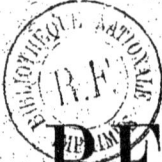

REIN MOBILE

PATHOGÉNIE & INDICATIONS OPÉRATOIRES

Rapport présenté à la cinquième session de l'Association française d'Urologie, Paris 1901.

CLERMONT (OISE)

IMPRIMERIE DAIX FRÈRES

3, PLACE SAINT-ANDRÉ, 3

—

1901

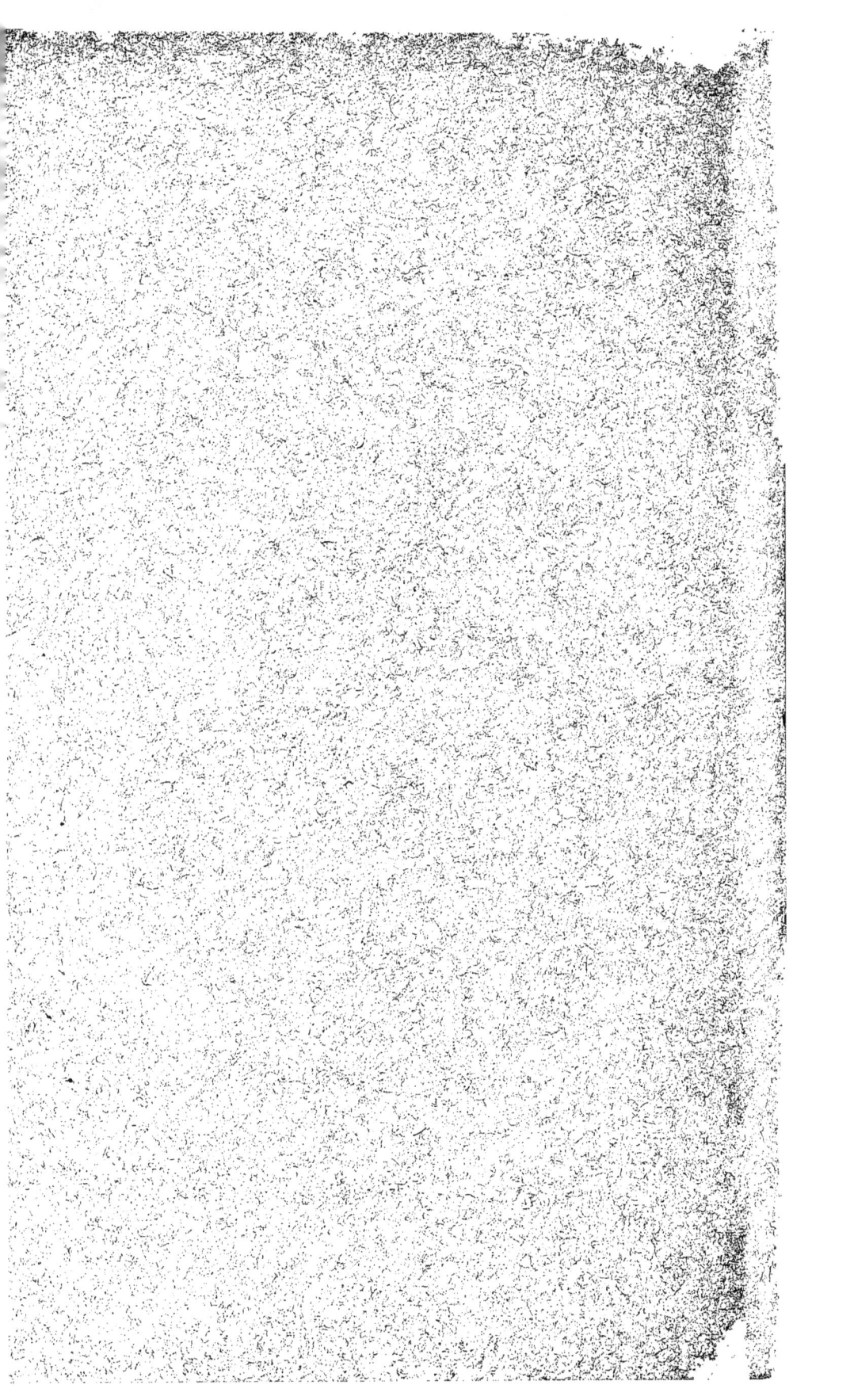

REIN MOBILE

PATHOGÉNIE ET INDICATIONS OPÉRATOIRES

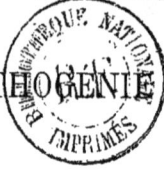

PAR

Le Docteur GUILLET

Professeur à l'Ecole de Médecine de Caen.

---

*Rapport présenté à la cinquième session de l'Association
française d'Urologie, Paris 1901.*

CLERMONT (OISE)

IMPRIMERIE DAIX FRÈRES

3, PLACE SAINT-ANDRÉ, 3

1901

REIN MOBILE

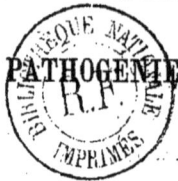

PATHOGÉNIE ET INDICATIONS OPÉRATOIRES

Rapport présenté à la cinquième session de l'Association française d'Urologie,

PAR

Le Docteur GUILLET

Professeur à l'Ecole de médecine de Caen.

———

Que doit-on entendre par rein mobile ? Normalement, les reins subissent des oscillations au moment de chaque inspiration, de même qu'ils éprouvent des déplacements par le changement d'attitude du corps, lorsque ce dernier passe de la situation horizontale à la verticale de sorte que, en réalité, tous les reins sont mobiles. Mais, en clinique, on est convenu d'appeler rein mobile tout rein qui, bien que n'étant pas augmenté de volume, est susceptible d'être reconnu à la palpation. Dans les conditions normales, en effet, le rein n'est pas appréciable au palper, quand il le devient, il est mobile, que cette mobilité donne lieu ou non à des troubles fonctionnels.

Il était important de rappeler cette définition du rein mobile, donnée par Glénard et acceptée aujourd'hui de tous les cliniciens, avant d'aborder la question si complexe de la pathogénie de cette affection. Il n'est, en effet, guère de problème qui ait donné lieu à des opinions aussi variées que celui-ci. Cela tient à des causes multiples, dont les plus importantes sont d'une part l'insuffisance des données anatomo-pathologiques, et, d'autre part, l'insuffisance des données expérimentales. Les occasions d'étudier d'une façon précise l'anatomie pathologique du rein mobile sur le cadavre sont exceptionnelles, et les renseignements que nous fournissent les autopsies sont bien vagues : disparition ou diminution, dans certains cas, de l'atmosphère cellulo-graisseuse du rein ; dans d'autres observations presque aussi nombreuses, conservation de cette couche graisseuse, rein tantôt plus léger, tantôt plus lourd qu'à l'état normal ; vaisseaux souvent allongés ; exceptionnellement existence d'un mésonéphron ; parfois déformation et augmentation de volume du foie : tels sont à peu près les seuls renseignements que nous donne l'examen du rein mobile sur le cadavre. Il en est de même de l'examen, toujours incomplet d'ailleurs, du rein mobile sur le vivant, quand on pratique la néphropexie. D'un autre côté, il faut bien reconnaître que les expériences entreprises sur le cadavre ou sur les animaux pour résoudre ce même problème, si bien conduites qu'elles soient, n'ont rien produit de définitif ; de sorte qu'il ne reste guère pour éclaircir cette question difficile que les données de l'observation clinique, lesquelles sont souvent interprétées d'une façon différente suivant les tendances naturelles de l'esprit de l'observateur.

Parmi ces notions, basées sur l'observation clinique, il en est, cependant, qui sont définitivement acquises, elles doivent être rappelées brièvement au début de cette étude, car elles nous serviront en quelque sorte de jalons.

1° *Les reins mobiles constituent une anomalie fréquente.* Ce fait est admis de tous les cliniciens, qui ne discutent que sur la proportion. Celle de 1 ou 2 pour 100, admise autrefois, est aujourd'hui considérée comme beaucoup trop faible ; Glénard la porte à 22 0/0 ; Mathieu à 27 ou 28 0/0 ; Fischer Bentzon à 17 ou 22 0/0, Godart-Danhieux et Verhoogen à 46 0/0.

Il y a donc une différence assez notable dans l'appréciation des divers observateurs ; cela doit tenir en grande partie aux conditions dans lesquelles ont été faits les examens, et il est juste de reconnaître que cette grande fréquence du rein mobile ne s'applique qu'à une catégorie de malades, à savoir ceux que l'on examine à l'occasion de troubles de l'appareil digestif.

2° *Cette anomalie est infiniment plus fréquente chez la femme que chez l'homme.* Pour reprendre la statistique de Glénard, tandis qu'il arrive à 22 0/0 chez la femme, il trouve la proportion beaucoup plus faible, de 2,7 0/0, chez l'homme. Les proportions précédemment signalées ne sont donc applicables qu'à la femme. C'est là un point bien établi et admis de tous.

3° *La mobilité du rein droit est beaucoup plus fréquente que celle du rein gauche et que celle des deux reins à la fois.* Sans énumérer les chiffres apportés par de nombreux observateurs, nous pouvons dire que, d'un avis unanime, la mobilité du rein droit, par rapport à celle du rein gauche, est dans la proportion de 80 à 90 0/0. Cependant il est bon de faire remarquer qu'il est possible ainsi que le reconnaît Mathieu lui-même, que la mobilité du rein gauche ait échappé à un certain nombre de cliniciens, car on recherche en général le rein droit d'emblée et avec beaucoup plus d'insistance que le gauche, lequel peut passer inaperçu. L'unanimité est moins complète, quand il s'agit d'établir si la mobilité des deux reins à la fois est plus fréquente que celle du seul rein gauche ; mais cependant on s'accorde à reconnaître que la première est plus fréquente que la seconde, de telle sorte qu'il est très rare de trouver le rein gauche seul mobile ; quand ce dernier est mobile, le droit l'est aussi généralement.

4° *Le rein mobile est une affection de l'âge adulte et se rencontre surtout entre 25 et 40 ans.* Elle est rare dans l'enfance et la vieillesse. Rosenthal prétend cependant qu'elle est plus fréquente qu'on ne le croit dans l'adolescence ; il la regarde comme étant souvent une maladie innée. Comby en quelques mois en a vu 6 cas chez des fillettes ; Guinon en a observé 2 cas chez des enfants, et Schutze cite un fait chez un enfant de six mois. Mais ces cas sont relativement très rares.

Ces quatre propositions sont nettement établies de par l'observation clinique ; elles méritent donc d'être retenues, mais elles ne jettent assurément pas un jour bien grand sur le problème si obscur de la pathogénie des reins mobiles.

Pour étudier cette question d'une façon aussi complète que possible, nous nous proposons de rappeler les nombreuses opinions émises par les auteurs et de les discuter ; alors seulement nous essaierons de conclure. Mais avant, il nous paraît nécessaire de rappeler quels sont les moyens de fixité des reins.

D'après Testut (*Traité d'anatomie humaine*, t. III, fascicule 3e, p. 805) les reins sont maintenus dans leur situation : 1° par leurs vaisseaux, 2° par le péritoine pariétal, 3° par la capsule rénale ou fascia rénal.

Les deux premiers éléments ne jouent qu'un rôle accessoire.

1° Les *vaisseaux du rein* constituent un moyen de fixité peu important. Il suffit de pratiquer, comme l'a fait Legueu (*Bulletins de la Société anatomique*, juillet 1895, p. 568), la section sous-capsulaire des vaisseaux du rein sur le cadavre, c'est-à-dire de couper les vaisseaux sans rien couper du tissu cellulo-fibreux qui les environne, pour constater que le rein tient encore, et résiste aux tractions faites de haut en bas pour l'abaisser.

2° Le *péritoine pariétal* est mobile au-devant du rein, et on peut le faire mouvoir dans l'étendue de plusieurs centimètres, sans que le rein se déplace. Les reins tiennent quand le péritoine est enlevé.

3° Reste le troisième élément, la *capsule du rein* : c'est le vrai moyen de fixité des reins. Voici comment le décrit Testut : « En arrivant au bord externe du rein, le fascia propria se divise en deux feuillets, un feuillet antérieur, qui s'étale sur la face antérieure du rein, un feuillet postérieur, qui passe sur la face postérieure, entre cette face et la paroi abominale. Ces deux feuillets, parvenus au niveau du bord interne de l'organe, se rejoignent et se reconstituent en une lame unique, qui va plus loin envelopper l'aorte et la veine cave. Ils se réunissent de même à la partie supérieure et à la partie inférieure du rein, de manière à constituer à ce dernier un sac complet. » C'est dans ce sac fibreux que se développe la graisse périnéale, qui forme la capsule graisseuse et acquiert parfois un volume considérable. En sorte que le rein a, de son intérieur vers l'extérieur 3 enveloppes qui sont : 1° la capsule propre ; 2° la capsule graisseuse ; 3° la capsule fibreuse, (Legueu, *loc. cit.*). Glantenay et Gosset ont repris l'étude du fascia périnéal (*Annales des maladies des organes génito-urinaires*, février 1898, p. 113), en s'inspirant des travaux de Zukerkland (*Wien. med. Jahrb.*, 1883) et de Gérota (1895) et en donnent la description suivante que nous croyons devoir rapporter :

Le fascia propria de Velpeau, en touchant le bord externe du rein, se dédouble en deux lames : lame antérieure ou feuillet prérénal ; lame postérieure ou feuillet rétro-rénal, dont l'ensemble constitue le fascia périrénal.

Sur une coupe transversale, ces deux feuillets ont le trajet suivant : le feuillet postérieur ou rétro-rénal s'insinue entre le rein et le muscle carré lombaire, revêtu de son aponévrose, tapisse le psoas, dont il renforce la gaine celluleuse, et revient sur les parties latérales de la colonne vertébrale s'insérer sur les corps vertébraux et les disques intermédiaires, immédiatement en dedans des attaches du psoas sans cependant franchir la ligne médiane et sans se réunir avec le feuillet rétro-rénal du côté opposé.

Le feuillet antérieur ou prérénal, plus mince, continue à doubler le péritoine, dont il suit exactement le trajet, en se continuant au-delà de la ligne médiane avec le feuillet correspondant du côté opposé. Vue sur une coupe trans-

versale, la loge rénale est donc fermée à sa partie exté-
rieure, tandis qu'en dedans elle communique largement,
au-devant de la colonne vertébrale, avec la loge du côté
opposé. La conséquence clinique qui en découle, c'est
que, dans le sens transversal, le rein ne peut se déplacer
que vers la ligne médiane.

Sur une coupe verticale antéro-postérieure, on constate que les deux feuillets prérénal et rétro-rénal, au lieu
de se réunir l'un à l'autre au niveau du pôle supérieur du
rein, comme le décrit Sappey, continuent leur trajet
ascendant l'un en avant, l'autre en arrière de la capsule
surrénale, et c'est seulement au niveau de l'extrémité
supérieure de celle-ci qu'ils viennent opérer leur fusion,
et contracter de solides adhérences avec la face inférieure
du diaphragme. Ces adhérences constituent un solide
moyen de suspension pour les fascias rénaux, et permet-
tent de comprendre le rôle prépondérant, qu'il faut aujour-
d'hui accorder à l'enveloppe fibreuse dans la fixité du
rein.

Au-dessous du rein, les deux feuillets ne se fusionnent
pas : le feuillet prérénal continue de descendre en dou-
blant le péritoine, tandis que le feuillet rétrorénal se
divise en lamelles celluleuses, qui se perdent insensible-
ment dans le tissu cellulo-graisseux de la fosse iliaque.

Vue en coupe verticale, la loge rénale est par conséquent fermée à sa partie supérieure, ouverte à son extrémité inférieure. En bas, les deux lames échangent, au
niveau de l'extrémité inférieure du rein, une série de feuillets celluleux qui les relient et les fusionnent, et dont
l'ensemble constitue une sorte de coussinet destiné à le
recevoir. Le rein est ainsi tiré vers le diaphragme par les
adhérences supérieures du fascia périrénal, et soutenu au
niveau de son pôle inférieur par les lames qui réunissent
les deux feuillets de ce fascia ; mais ce coussinet est peu
résistant, et n'oppose pas un obstacle sérieux au déplacement du rein par en bas.

Tels sont les moyens de fixité des reins ; mais ce n'est pas tout, étudier la fixité du rein revient à rechercher, comme l'a fait Legueu, d'une part l'adhérence du fascia périrénal aux organes voisins, d'autre part le degré de fixité du rein dans son enveloppe.

Le fascia renalis adhère intimement en arrière à l'aponévrose du carré des lombes ; en haut, il s'unit solidement au diaphragme, tandis qu'en dedans il s'insère sur la colonne vertébrale et se continue en dehors avec le péritoine. « La capsule du rein est donc fixée dans tous les sens, fixée non pas d'une façon absolue, mais fixée jusqu'à la limite de l'élasticité des tractus celluleux qui la fixent de tous côtés, et on peut sur le cadavre s'assurer que le rein est mobile avec sa capsule dans une certaine étendue. » (Legueu.)

Dans cette enveloppe, le rein est fixé par des éléments graisseux et par des éléments cellulo-conjonctifs.

La couche graisseuse étudiée par Tuffier (*Revue de chirurgie*, 1890, t. XX, p. 390) n'est qu'un élément accessoire de fixation ; elle joue plutôt un rôle de protection, mais on comprend que sa disparition rapide peut laisser le rein au large dans une capsule moins remplie, et contribuer ainsi à faciliter la mobilisation.

Ce qui fixe le rein dans sa capsule, ce sont les éléments cellulo-conjonctifs et vasculaires, qui, de toute la surface du rein, rayonnent vers la face interne de la capsule, on les trouve partout ; mais ils sont accentués surtout au niveau de l'extrémité supérieure et au niveau du hile.

Dans sa capsule, le rein est mobile, il monte et descend au moment de l'inspiration et de l'expiration, et la mobilité pathologique n'est que l'exagération de sa mobilité normale.

Il était nécessaire de rappeler ces notions anatomiques avant d'entreprendre l'étude des causes susceptibles d'amener le déplacement du rein.

Les opinions les plus diverses, disions-nous plus haut,

ont été émises sur la pathogénie du rein mobile ; aussi est-il vraiment difficile de les grouper pour en faire une étude d'ensemble. Cependant, en procédant d'une façon artificielle, on peut ramener toutes les hypothèses émises par les auteurs à 3 groupes principaux, suivant qu'ils attribuent le développement du rein mobile soit à une lésion anatomique des reins ou des organes voisins soit à une cause physiologique, soit enfin à une disposition générale de l'organisme, ayant une influence directe sur la résistance des moyens de fixité des reins. Cette classification est sans doute bien imparfaite ; son seul mérite est de permettre d'embrasser d'un coup d'œil rapide le champ très étendu des hypothèses avancées sur la pathogénie du rein mobile.

Iº *Théories basées sur une lésion anatomique des reins ou des organes voisins.*

Dans ce groupe peuvent être rangées les théories suivantes :

1º l'excessive élasticité du péritoine et l'allongement anormal des ligaments des reins ;

2º L'atrophie du tissu adipeux périnéal ;

3º L'allongement des vaisseaux du rein ;

4º Le relâchement des parois abdominales ;

5º L'augmentation de volume du foie ;

6º La dilatation de l'estomac ;

1º *L'excessive élasticité du péritoine, son relâchement et l'allongement anormal des ligaments du rein* ont été invoqués comme cause pathogénique du rein mobile. Nous avons vu plus haut le rôle effacé que joue le péritoine comme moyen de fixation du rein, et, s'il est vrai que, sur le cadavre ouvert, une traction un peu forte exercée sur la séreuse peut amener un léger déplacement de cet organe, il faut reconnaître que ni la solidité, ni l'affaiblissement du péritoine ne peuvent avoir ici une importance essentielle.

Quant à l'allongement anormal des ligaments du rein, il a été constaté dans certaines autopsies ; mais cet allongement est-il primitif ? rien ne le prouve. En effet, de ce que le déplacement du rein s'accompagne d'un relâchement de ses ligaments, il n'en résulte pas que celui-ci soit la cause de celui-là. Il est beaucoup plus rationnel d'admettre que le relâchement des ligaments est consécutif à l'abaissement de l'organe. Tout au plus peut-on invoquer cette disposition primitive dans certains cas exceptionnels d'ectopie congénitale du rein. Il existe alors un véritable mesonephron.

2° *L'atrophie du tissu adipeux périrénal* semble être au premier abord une opinion plus sérieuse. Que le coussinet adipeux, qui entoure le rein, vienne à diminuer, on comprend aisément que celui-ci soit moins soutenu et qu'il se déplace. Aussi cette opinion est-elle consignée dans tous les ouvrages classiques. Mais, s'il est vrai que le rein mobile a pu être observé à la suite d'un amaigrissement rapide, tel que celui qui succède à une maladie aiguë, s'il est vrai qu'on a pu voir sous l'influence de l'engraissement un rein déplacé revenir à sa position normale, il ne manque pas, d'autre part, d'observations de reins mobiles chez des personnes ayant conservé un embonpoint marqué. Aussi, pour expliquer ces faits, a-t-on cherché à admettre qu'il pouvait se produire, à la suite de trophonévroses, une atrophie portant exclusivement et primitivement sur l'atmosphère graisseuse du rein sans atteindre le reste de l'organisme. Cette hypothèse, défendue par Henderson (*The Glascow Medical Journal*, 1893, t. XX, p. 329) n'est nullement prouvée, et, pour y répondre, il suffit de rappeler les nombreux cas de néphropexie dans lesquels on a trouvé le rein entouré d'une couche graisseuse très prononcée.

C'est dans ce groupe que peut être rangée la théorie du

Professeur Potain (*Gazette des hôpitaux*, 1890, p. 878), qui admettait l'influence de la colite muco-membraneuse sur la production du rein flottant. Frappé de la coïncidence fréquente de la colite muco-membraneuse et du rein mobile, il pensait que cette colite était le point de départ d'une inflammation sous-péritonéale, qui se propagerait à la capsule adipeuse du rein et pourrait faciliter son déplacement. En outre que la corrélation de la colite et du rein flottant n'est nullement démontrée en clinique, il est difficile d'admettre ce résultat. En déterminant l'inflammation de l'atmosphère cellulo-graisseuse, elle amènerait son épaississement et non son relâchement, ce qui aurait pour conséquence de consolider le rein plutôt que de l'affaiblir.

Tout au plus, si l'on admet l'influence de la colite sur le rein mobile, peut-on avancer que, dans certains cas exceptionnels, l'inflammation du côlon se transmettant à la capsule du rein, détermine des adhérences, et que le gros intestin exerce par ce mécanisme une traction directe sur cet organe.

C'était ce qui se produisait dans une observation rapportée par Bazy dans le *Bulletin médical*, du 15 juillet 1901. Il s'agissait d'un vieillard de 72 ans, qui avait des crises survenant toutes les nuits; et manifestement liées à la progression du bol fécal dans son intestin. Toutes les nuits le rein droit descendait, devenait mobile et se plaçait presque à fleur de peau ; en même temps le malade accusait des coliques. Le matin on trouvait le rein dans cette position ; après une garde-robe les douleurs cessaient, le rein rentrait dans sa loge, et le soir on ne pouvait plus le retrouver.

3° L'*allongement des vaisseaux du rein*, qui a été rencontré dans un certain nombre d'autopsies, a été invoqué pour expliquer le déplacement de cet organe. Mais, comme nous l'avons vu, les vaisseaux constituent pour le rein un moyen de fixité peu important, et il est difficile d'établir si cet allongement, qui n'existe d'ailleurs pas dans tous les cas, est primitif ou secondaire au déplacement. Quelques faits bien observés établissent nettement que cette disposition est secondaire à la chute de l'organe. Dans une autopsie rapportée par Glantenay et Gosset à la Société anatomique du 5 mars 1897, il y avait élongation de l'artère rénale ; la veine rénale présentait sa longueur habituelle, mais la veine cave inférieure était fortement coudée. L'élongation de l'artère était donc secondaire et ne pouvait être invoquée comme cause du rein mobile. De cette observation peut être rapprochée une autre de Pasteau (Soc. anatomique, mars 1897, fasc. VII, p. 268), dans laquelle il existait une véritable déviation de l'aorte, qui formait une courbe à convexité droite, au sommet de laquelle naissait l'artère rénale très allongée et diminuée de calibre. On pourrait facilement multiplier ces exemples. Il n'est donc pas possible, contrairement à l'opinion de Fisher Bentzon, d'attribuer à l'allongement des vaisseaux du rein une importance qu'il n'a pas.

4° *Le relâchement des parois abdominales* est, de toutes ces théories, l'une des plus sérieuses et la plus généralement acceptée. Que ce relâchement soit primitif et attribuable à un défaut de résistance des tissus, ou qu'il soit secondaire à des grossesses répétées ou à l'extirpation de volumineuses tumeurs de l'abdomen, il entraîne une perturbation dans la statique des viscères et peut être le point de départ du déplacement du rein. Voltkoff et Delitzine, qui ont fait une étude expérimentale très complète de la pathogénie du rein mobile, (Pathogénie des reins mobiles, Saint-Pétersbourg 1898), insistent avec juste raison sur le rôle important que jouent les parois abdominales. Ils commencent par établir que, lorsque le corps est dans la position verticale, l'ouverture de la paroi abdominale détermine un abaissement notable des glandes rénales. Ils en concluent que la néphroptose peut exister sans qu'il y ait allongement des ligaments ou des vaisseaux du rein ni diminution de la résistance du péritoine, ni augmentation du poids ou du volume des reins, ni disparition de la couche adipeuse péri-rénale.

Puis ils démontrent que la couche musculaire de la paroi abdominale est l'élément le plus important et celui qui exerce le plus d'influence sur la statique des reins ; car, vient-on à enlever cette couche sans toucher au péritoine, le déplacement des reins est plus considérable que celui des autres viscères, particulièrement du foie, qui lui, au contraire, est plus influencé par l'ouverture du péritoine. De leurs expériences, ils concluent que les conditions générales de fixation des reins sont les conditions de l'équilibre général intra-abdominal ; et, pour donner plus de netteté à leur opinion, ils ont recours à un schéma, qu'ils désignent sous le nom de schéma de l'équilibre intra-abdominal. Ils comparent la cavité péritonéale et son contenu à une large pelote qui viendrait s'appliquer sur les reins, situés en dehors et en arrière de cette cavité. Les reins et cette pelote seraient reliés entre eux par les muscles de la paroi abdominale, qui formeraient une sangle venant appliquer ces deux parties l'une sur l'autre. Si la pelote, très variable en volume, se dilate, le bandage musculaire se relâche ; mais, si le bandage se relâche d'abord, une compensation n'est pas toujours possible par un changement de volume de la pelote ; alors la fixité des reins peut être compromise. On comprend d'ailleurs que le relâchement de la paroi abdominale puisse avoir une influence plus grande sur la position d'organes extra-péritonéaux séparés, tels que les reins, que sur la situation des organes qui sont enfermés dans le sac péritonéal et forment un tout unique. De même, le changement de volume du contenu de la cavité péritonéale peut influer sur la position des reins dans le cas d'insuffisance de la paroi abdominale ; si la diminution du volume de la pelote comprimant les reins n'est pas compensée par une tension énergique du bandage, il se produit des conditions favo-

rables à l'ectopie rénale. Ce ne sont pas là de simples vues
de l'esprit, mais cette influence de la tension des organes
contenus dans la cavité abdominale sur la position des
reins a été contrôlée par des expériences, bien conduites
par les auteurs dont nous venons de parler. Ils sont arri-
vés à produire des reins mobiles en remplissant le péritoine de liquide, qu'ils évacuaient ensuite d'une façon
brusque et réitérée; de même, en remplissant l'estomac
d'eau et en l'évacuant ensuite, après ligature extra-péri-
tonéale préalable du duodénum.

C'est à cette théorie que se rattache la théorie si séduisante de l'*entéroptose* de Glénard. Pour cet auteur, le rein
mobile ne constitue pas une maladie distincte, pas plus
que la dilatation de l'estomac n'est une entité morbide.
Pour lui, la ptose du rein est un phénomène éventuel,
qui accompagne la splanchnoptose ; la néphroptose n'est
qu'un épisode accessoire et contingent de l'entéroptose,
et c'est par l'application du traitement de celle-ci qu'il faut
y remédier. Telle est l'opinion de Glénard. Il est certain
que ce clinicien distingué a fait faire, par sa méthode, un
immense progrès à l'étude des affections du ventre et des
troubles de la nutrition. Nous croyons cependant que dans
son dernier ouvrage sur les ptoses viscérales, (Ptoses viscérales, Paris 1899), Glénard a un peu exagéré son système,
en ne voyant dans tous les cas de cette affection que des
épisodes de l'entéroptose. La conséquence des idées de
Glénard, ainsi que l'a fait remarquer Godart-Danhieux
(*Gazette hebdomadaire de Bruxelles*, 18 février 1900),
serait que les causes de l'entéroptose et du rein mobile se
confondent, et que, sous l'influence de ces causes, la mar-
che de l'entéroptose et celle du rein mobile doivent être
parallèles. Il est évident, ajoute le même auteur, que si l'é-
quilibre des organes du ventre est rompu, par suite d'une
diminution de la tension intra-abdominale, c'est l'intestin
qui sera le premier frappé, lui, dont le seul moyen de contention réellement efficace est constitué par cette tension ;

par conséquent, dès que l'entéroptose devient le phénomène principal, voire même essentiel de la splanchnoptose, il faut admettre, dans l'hypothèse de Glénard, que la
néphroptose ne peut exister sans elle, si ce n'est dans de
très rares circonstances.

Or, ceci ne répond pas aux faits observés ; la coexistence
de ces deux affections se voit fréquemment, mais non pas
constamment ; elle se voit surtout lorsqu'il y a mobilité des
deux reins ; mais la mobilité du rein droit seul se rencontre souvent sans aucun signe d'entéroptose. Le rein mobile n'est donc pas le corollaire obligé de l'entéroptose de
Glénard. C'est ce qu'a soutenu Godart-Danhieux dans le
travail précédemment signalé. Les conclusions de ce travail
important, basé sur des statistiques, sont les suivantes :

1° La multiplicité des grossesses est la cause la plus im-
portante de la diminution de la tension abdominale, et par
conséquent de l'entéroptose.

2° L'âge intervient encore pour accentuer cet état, et son
rôle sur la production de l'entéroptose paraît indiscuta-
ble, même chez les nullipares.

3° Ni la multiplicité des grossesses, ni l'âge n'intervien-
nent de la même façon dans la pathogénie du rein mobile.

4° L'entéroptose, phénomène essentiel produit par la
diminution de la tension abdominale, n'est pas toujours
accompagnée de néphroptose, et *vice-versa*.

5° En raison de l'absence de parallélisme dans la fréquence de l'entéroptose et du rein mobile vis-à-vis de fac-
teurs étiologiques aussi importants que l'âge et la grossesse, devant le fait que les deux ordres de ptose sont loin
d'être observés simultanément chez les malades, il y a lieu
d'admettre que la pathogénie de l'entéroptose ne se con-
fond pas avec celle du rein mobile.

6° Les causes qui déterminent la production de la néphroptose semblent indépendantes de la tension intra-abdominale.

La théorie de l'entéroptose, si brillamment défendue, par

Glénard, n'est donc pas applicable à la majorité des cas de rein mobile.

5° L'*augmentation de volume du foie* a été invoquée pour expliquer le déplacement du rein droit; et, pour beaucoup d'auteurs, ce qui rend plus fréquente la néphroptose à droite qu'à gauche, c'est la différence de rapports des deux reins. Tandis qu'à gauche, en effet, les rapports du rein avec la rate sont peu intimes, à droite, au contraire, les rapports que cet organe contracte avec le foie sont beaucoup plus étendus. Il suffit de rappeler que la portion moyenne de la face postéro-inférieure du lobe droit est appliquée contre la face antérieure du rein, dans ses 2/3 supérieurs; ce rapport est assez intime pour que le relief du rein s'imprime sur cette partie du foie, de façon à former une dépression, la facette triangulaire moyenne du lobe droit. *A priori*, il paraît donc logique d'admettre que l'augmentation de volume du foie puisse amener l'abaissement du rein. Cependant, quand on examine la situation du rein, profondément situé dans sa loge paravertébrale, on comprend difficilement que l'hypertrophie de cette glande puisse avoir ce résultat; par suite de cette augmentation de volume, la surface de contact entre les deux organes est assurément plus étendue, mais le foie hypertrophié recouvre le rein en glissant au devant de lui, sans exercer à sa surface de pression directe.

A notre avis, pour que ce résultat soit obtenu, il faut ou bien que le foie bascule en avant, ce mouvement de bascule pouvant entraîner le rein en bas, ou bien qu'il soit gêné dans son expansion antérieure par un obstacle, tel qu'un lien constricteur ce qui l'oblige à se reporter en arrière et à exercer une pression directe sur la glande rénale. Nous reviendrons plus loin sur ce mécanisme à propos du rôle du corset.

Quoi qu'il en soit de ces considérations théoriques, en clinique, il est fréquent de constater la néphroptose droite sans augmentation du volume du foie, et il faut reconnaî-

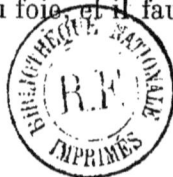

tre avec Glénard que l'on a pris souvent pour cette dernière une simple ptose de cet organe, laquelle coïncide souvent avec le rein mobile droit, dans une proportion de 21 pour 100 d'après cet auteur.

Cependant, il ne faut pas perdre de vue que les congestions répétées du foie peuvent avoir une certaine influence sur la statique du rein droit ; c'est un fait d'observation clinique, et, pour le professeur Bouchard, c'est de cette façon que la dilatation de l'estomac exercerait une action indéniable sur le déplacement du rein droit. Pour ce savant, la filiation des phénomènes est la suivante : dilatation d'estomac, fermentations morbides gastriques, et, comme conséquence, congestions hépatiques à répétitions, enfin déplacement progressif du rein droit, que le foie, gêné par la constriction du corset, chasse peu à peu de sa loge.

6° Nous venons de voir comment, d'après le Professeur Bouchard, *la dilatation de l'estomac* pourrait exercer une influence sur la néphroptose droite. D'autres auteurs, entre autres Litten (Verhandlungen des Congressess für innere Medicin, VI, 1887, S, 223), ont invoqué cette même dilatation de l'estomac en expliquant son action d'une façon toute différente ; pour eux, cette dilatation agirait mécaniquement sur le rein droit, par l'intermédiaire du duodénum. Cette théorie n'est pas admissible et ne répond pas à l'observation clinique ; combien de dilatés n'ont pas de rein mobile, et réciproquement.

En somme, de toutes ces théories basées sur une lésion anatomique pour expliquer la pathogénie des reins mobiles, il n'en existe aucune qui ne soit attaquable ; aucune ne peut s'appliquer indistinctement à tous les cas de néphroptose ; et, si la théorie de l'entéroptose de Glénard paraît être exacte dans une certaine catégorie de cas, elle ne saurait être considérée, ainsi que le voudrait cet auteur, comme la cause essentielle du rein mobile.

Voyons donc si les théories qui sont basées sur une cause physiologique nous donneront plus de satisfaction.

II° Théories basées sur une cause physiologique.

1° L'influence de la *menstruation* a été mise en avant la première fois par Becquet (*Archives générales de médecine*, 1865, V.) ; elle est connue sous le nom de théorie des hypérémies menstruelles transitoires. Cet auteur avance qu'à chaque époque menstruelle il se fait une congestion des reins ; cette congestion intermittente et répétée, en augmentant momentanément leur poids, troublerait leur statique et en amènerait le déplacement. « Au moment où s'effectue la fluxion cataméniale, dit Becquet, les reins s'associent à cette congestion des organes génitaux et se tuméfient. Bientôt la congestion se dissipe, et l'organe revient à sa position première. Une congestion nouvelle le chasse plus loin, une nouvelle plus loin encore ; le rein devenu plus lourd chaque fois, par suite d'une résolution d'autant plus incomplète qu'il est descendu lui-même dans une position plus déclive, se maintient plus loin de son point de départ. C'est ainsi que lentement, mais non pas sans souffrances, le rein apparaît libre et flottant dans l'abdomen. »

Cette théorie a été reprise par Lancereaux (Leçons cliniques de la Pitié et de l'Hôtel-Dieu, Paris 1894), qui pense cependant que la congestion menstruelle n'est pas suffisante pour expliquer la néphroptose. D'après lui, les inflammations utérines et péri-utérines auraient plus d'importance et ces inflammations, qui coïncident souvent avec la mobilité rénale, seraient l'origine d'un trouble dans l'innervation du rein, contribuant peu à peu au déplacement de cet organe, l'influence serait donc surtout nerveuse.

Il est certain que l'influence du système nerveux sur ces hypérémies transitoires du rein n'est pas douteuse, et que cette congestion est surtout accentuée chez une certaine catégorie de femmes, les neuro-arthritiques, ce qui explique la grande fréquence de la néphroptose chez ces malades. C'est ce qu'a fait ressortir tout dernièrement Peyrot à la Société de chirurgie (avril 1901), à propos d'une communication de Mlle Rosenthal, sur le traitement du rein mobile par le massage.

Ainsi conçue, cette théorie est assez séduisante, et elle repose sur une observation exacte des faits ; il est vrai que le rein, au moment des règles, est le siège d'une hypérémie variable avec le tempérament des sujets.

Nous en avons pour preuve l'augmentation de la diurèse qui accompagne les menstrues, et qui dénote une augmentation de la tension des vaisseaux du rein. Cette hypérémie a d'ailleurs pu être observée directement sur le rein flottant au moment de la menstruation, et l'on sait que celle-ci donne lieu à des douleurs très vives au niveau des reins déplacés. Malheureusement, si séduisante qu'elle paraisse, cette théorie n'est pas applicable à tous les cas, spécialement aux cas de néphroptose qui s'observent chez l'homme et chez la femme avant la puberté.

2° *L'influence de la grossesse* a été admise par un grand nombre d'auteurs. Landau (Die Wanderniere der Frauen, Berlin 1881), sur 42 femmes atteintes de rein mobile, n'a trouvé que 2 nullipares ; aussi, pour lui, les grossesses répétées constituent l'une des causes principales de l'ectopie du rein, laquelle serait due au relâchement des parois abdominales consécutif à l'état de gestation. Cette influence expliquerait la prédominance très grande de cette infirmité chez la femme. — Glénard admet que les ptoses dues à la grossesse existent dans une proportion de 60 p. 100.

Cette théorie, très simple et très séduisante, n'est pas cependant admise par tout le monde ; c'est ainsi que Schrœder n'en est pas partisan. Lindner, sur 64 cas, Kuttner sur 94 cas, ont trouvé presque égalité de fréquence du rein mobile chez les nullipares et chez les multipares. Walch, dans sa thèse (Etude clinique du rein mobile, Paris, 1896), arrive aux mêmes conclusions, après l'examen de 100 ma-

lades. Dernièrement, Godart-Danhieux (*Gazette hebdomadaire de Bruxelles*, 18 fév. 1900), a publié une statistique, de laquelle il ressort que l'augmentation du chiffre
des grossesses ne correspond pas à un accroissement dans
la proportion des reins mobiles. Celle-ci ne varie que
dans des limites fort restreintes, tout à fait négligeables.
Il semblerait, d'après lui, que le nombre des grossesses
n'influe en aucune façon sur l'accentuation de la mobilité
rénale, tandis qu'au contraire il exerce une influence ma-
nifeste sur la production de l'entéroptose.

De tout ceci, il résulte donc que le rôle de la grossesse,
accepté par un grand nombre d'auteurs, a été fort exagéré.

3° L'*influence du corset* est signalée par tous les auteurs
classiques. Cruveilhier (Anatomie pathologique) est le premier qui ait émis cette opinion ; elle a été reproduite de-
puis par tous ceux qui se sont occupés de cette question.
Ils ne varient que sur l'interprétation du mode d'action de
l'abus du corset.

Depage (Pathogénie et traitement du rein mobile, *Journal de médecine et de chirurgie*, Bruxelles 1892), en donne
l'explication suivante : pendant l'inspiration et surtout
l'inspiration forcée, le foie et le rein formeraient une seule
masse, et opéreraient une descente en bloc. Le foie reviendrait facilement à sa place normale pendant l'expiration, et il n'en serait plus de même pour le rein, quand
l'effort est exagéré ; dans ce cas, l'organe dépasserait la
ligne de compression du corset et ne reviendrait pas à sa
place, à cause de la présence du foie comprimé par ce
dernier. Dans un travail publié en 1893 dans les *Annales
de la société belge de chirurgie*, Godart-Danhieux et Verhoogen proposent une théorie un peu différente : Pendant
les efforts d'inspiration, le foie est refoulé en bas et en
avant, par suite de la diminution de la concavité du diaphragme, et il se développe librement dans le sens antéro-
postérieur. Le rein glisse légèrement en bas et reprend sa

place normale lors de l'expiration. Si l'expansion du foie
en avant est arrêtée par un obstacle qui augmente la rigi-
dité de la paroi abdominale antérieure, le corset, un ceinturon, par exemple, le foie sera comprimé et refoulé en
arrière, et appuiera sur le rein, qui glissera entre les deux
feuillets amincis de sa capsule. Il y aura là une sorte d'expression semblable à celle que l'on observe quand on fait
sortir un noyau de fruit de sa pulpe, en fendant une extrémité et comprimant l'autre.

Volkoff et Delitzine (*loc. cit.*), qui attachent une grande
importance à la forme des niches paravertébrales, dans
lesquelles se trouvent logés les reins, prétendent que le
corset agit en déformant ces loges, en diminuant leur pro-
fondeur et leur largeur dans la partie supérieure. Quelle
que soit l'explication que l'on admette, il est certain que
l'influence de l'abus du corset trop serré ne peut être niée.
Mais, comme l'a fait remarquer Tuffier, le nombre des
corsets trop serrés dépasse de beaucoup le nombre des
femmes atteintes de rein mobile ; l'abus du corset ne
peut donc être considéré que comme une cause secondaire.
Landau et Lindner sont de cet avis. En somme, il est assez
difficile de se rendre compte de l'importance pathogénique
du corset sur le rein mobile. Il est bien rare, en effet, que
les femmes examinées n'aient pas porté un corset plus ou
moins serré, au moins dans leur jeunesse, quelle que soit
leur situation sociale, et il est fréquent de rencontrer des
jeunes filles et des femmes, portant tous les stigmates im-
primés par la constriction exagérée de la taille, sans pré-
senter les signes de l'ectopie rénale. D'autre part, Trékaki,
d'Alexandrie, n'a-t-il pas, au dernier Congrès de chirurgie, dans une courte note sur le rein mobile chez les Arabes, constaté la fréquence de l'ectopie rénale chez les
femmes arabes (dans les 2/5 des cas) qui ne portent ni corset, ni ceinturon, ni aucun lien constricteur autour de la
taille.

Donc, tout en admettant l'influence du corset, l'opinion

que l'on peut avoir à cet égard ne peut se baser que sur des présomptions plus ou moins sérieuses.

A côté de la question du corset doit être rapportée l'hypothèse assez bizarre émise par Koranyi (*Berlin. Klin. Wochensch.*, 1890, S, 720), qui attribue la fréquence des reins mobiles à *l'usage des chaussures à haut talon*. Pour ce clinicien, l'usage de ces chaussures amènerait une augmentation de courbure de la colonne vertébrale en avant, portant principalement sur la partie inférieure de la région lombaire, il en résulterait une cambrure de cette région, laquelle s'inclinerait en avant plus qu'il ne faudrait ; et les reins, par suite de cette disposition, auraient une grande tendance à glisser et à descendre. Nous n'insistons pas sur cette théorie, qui nous paraît fantaisiste et ne correspond certainement pas à une observation exacte des faits.

Dans un paragraphe spécial doit être signalé *le traumatisme*, qui joue dans certains cas un rôle incontestable. Il ne manque pas, en effet, d'observations de déplacement du rein survenu à la suite d'une chute sur les pieds, à la suite d'un effort pour soulever un objet trop lourd.

Il se ferait dans ces cas une vraie luxation des reins, une hernie des reins, que l'on a comparée à la hernie de force de l'intestin, tandis que l'on a rapproché le rein mobile de l'entéroptose de la hernie de faiblesse. Mais l'interprétation de ces faits est discutable. Quelle a été exactement l'influence du traumatisme ? L'effort n'a-t-il été que la cause occasionnelle d'un déplacement plus accentué d'un rein, chez une personne atteinte antérieurement d'un faible degré de cette infirmité restée latente jusqu'alors ? Ne fallait-il pas, de la part du sujet, une prédisposition particulière, consistant dans une faiblesse des moyens de fixité des reins ? Ainsi que l'observe Peyrot, tout ce que l'on sait, c'est que la malade a souffert au moment de l'effort, mais on ignore si le rein était à sa place avant l'accident. Il est tout aussi difficile d'admettre une luxation primitive du rein, sans prédisposition, qu'une rétroversion utérine subite, causée par un seul et unique effort. Si le traumatisme pouvait être invoqué comme cause fréquente du rein mobile, on rencontrerait celui-ci beaucoup plus souvent chez l'homme, soumis aux travaux de force, que chez la femme ; dans la classe ouvrière que dans la classe aisée ; à l'hôpital qu'en ville, ce qui n'est pas.

III° *Théories basées sur un état général particulier, sur une insuffisance innée des moyens de contention du rein.*

Dans ces derniers temps, a surgi une théorie nouvelle, attribuant le déplacement des reins à une faiblesse spéciale de l'organisme, qui exercerait son influence sur tous les viscères, et particulièrement sur les reins.

Obraszoff est le premier qui ait émis cette opinion : « Poitrine paralytique, dit-il, dilatation accentuée de l'estomac, reins mobiles, sont les stigmates anatomiques faciles à constater d'une faiblesse de l'organisme, qui s'accompagne d'inappétence prolongée, de dépression nerveuse et de battements de cœur. »

Strumpell (*Lehrbuch der spec. Path. und Therapie der inneren Krankheiten,* 1890, Bd. II), parle d'une disposition innée, qui consisterait dans un ramollissement du tissu cellulaire périrénal, et dans une longueur anormale de l'artère rénale.

Mais, c'est surtout Tuffier (*Semaine médicale,* 1894, p. 285) qui a insisté sur cette disposition, qu'il regarde comme une infériorité physiologique des tissus. D'après cet observateur, il n'est pas rare de rencontrer chez la même femme un ensemble de signes, qui doivent être rattachés à un état général s'accompagnant d'une faiblesse particulière des tissus. Ces signes seraient les suivants : aspect spécial des téguments, indiquant une dystrophie plus ou moins accentuée, teint jaunâtre, aspect desséché de la peau, sillonnée de rides profondes, vergetures abdominales très nombreuses — forme générale toute spéciale du corps, membres grêles à contours arrondis, sans saillies musculaires, ni osseuses — abdomen développé, aplati, surtout flasque, dépressible ; ventre trilobé ; colonne vertébrale à courbure aortique accentuée ; régions herniaires faibles, se laissant facilement distendre et refouler ; dilatation de l'estomac ; hépatoptose, néphroptose, entéroptose ; du côté de l'utérus, prolapsus plus ou moins prononcé ; Hémorroïdes ; Varices, troubles nerveux d'ordre neurasthénique.

Cette déchéance frappe tous les appareils et tous les organes : le système musculaire strié et ses annexes aponévrotiques au niveau des orifices herniaires, le tissu musculaire lisse dans l'appareil digestif, dans l'appareil génital et même dans le système veineux.

Il y aurait là une maladie générale, une déchéance portant sur l'ensemble des organes, caractérisée par une insuffisance de tous les tissus. Cette insuffisance pourrait être limitée exceptionnellement à un seul organe, tel le rein, par exemple, et le rein mobile serait dû à cette disposition générale des tissus à se laisser relâcher ; il ne serait que l'expression d'une maladie paraissant innée ou acquise par vice de nutrition.

Albarran (*Annales des maladies des organes génitourinaires*, juillet 1895 et *Traité de Chirurgie*, 1899), soutient une opinion qui peut être rapprochée de la précédente ; il va même plus loin, car il pense que, dans la plupart des cas, le rein mobile doit être regardé comme un véritable stigmate de dégénérescence ; et cette hypothèse, il l'appuie sur des faits anatomiques et cliniques ; dispositions congénitalement anormales des vaisseaux du rein, lobulation du rein, coexistence de malformations d'autres organes, côlon, foie, veine cave, etc., existence chez ces malades de l'excavation exagérée de la voûte palatine,

des oreilles simiesques, de la perversion de l'instinct
sexuel.

Walch, dans sa thèse, adopte les idées de son maître ;
ayant pu examiner d'une part 50 femmes prises au hasard
dans les différents services de l'hôpital Necker, et d'autre
part 50 femmes également, dans les services des épilep-
tiques, à la Salpêtrière, il trouva chez les premières 8 cas
de rein mobile, ce qui donne une proportion de 16 p. 100,
tandis que, chez les dernières, il a pu constater 10 fois la
mobilité rénale, ce qui fait une proportion de 20 p. 100.

Ainsi comprise, cette théorie aurait l'avantage d'expliquer l'*hérédité* du rein mobile, fait relevé par un certain
nombre d'observateurs. Golowin, qui le premier l'a indi-
qué, dit qu'il n'est pas rare de rencontrer cette anomalie
dans toute une famille. Leroy, dans sa thèse de 1876, cite
une observation qu'il doit à Peter. Stifler en rapporte plusieurs exemples. Albarran cite le cas de deux sœurs qui,
atteintes de rein mobile, offraient par ailleurs des signes
de dégénérescence. Volkoff et Delitzine ont eu occasion
de rencontrer des reins mobiles chez tous les membres
féminins d'une même famille.

Mais, si séduisante qu'elle soit, cette théorie répond-
elle à l'observation des faits ?

Nous n'hésitons pas à répondre par la négative à cette
question. L'ensemble symptomatique, décrit par Tuffier,
existe assurément, et il est fréquent de trouver un rein
mobile chez des femmes à ventre trilobé, avec orifices herniaires relâchés, prolapsus des organes génitaux, varices,
hémorroïdes ; chez des femmes dont l'aspect général et
local annonce une dystrophie, une déchéance organique
des plus caractérisées. Ce type clinique existe donc, et
Tuffier a eu le mérite de le mettre en relief.

Mais il n'est pas possible de généraliser ce fait d'observation, et d'attribuer exclusivement la néphroptose à cette
déchéance générale des tissus. Nous en appelons à tous
les cliniciens : n'est-il pas fréquent de constater l'exis-

tence du rein mobile chez des femmes qui ne présentent aucun des signes décrits plus haut? Ne voit-on pas cette infirmité chez des personnes à parois abdominales résistantes et nullement relâchées, ne portant ni hernie, ni prolapsus génital, ni varices, en un mot n'ayant aucun stigmate de cette dégénérescence des tissus à laquelle Tuffier fait allusion.

Il en est de même de l'hypothèse soutenue par Albarran, et il ne nous est pas possible d'adopter son opinion.

De l'étude et de la discussion des théories que nous venons d'énumérer, il ressort qu'aucune n'est applicable à tous les cas de rein mobile, il n'y a donc pas une cause unique à invoquer pour expliquer la pathogénie de cette affection. Celle-ci résulte d'un ensemble de conditions qui varient avec chaque sujet, mais dans lesquelles on trouve certains éléments prédominants.

Tout d'abord, la fréquence du rein mobile s'explique facilement par la situation qu'occupe dans la cavité abdominale cet organe, contenu dans une loge ouverte en dedans et en bas par des liens fragiles et insuffisants.

Volkoff et Delitzine ont insisté avec juste raison à cet égard sur la disposition des loges paravertébrales, destinées à contenir le rein. Comme ils le font remarquer, chez des hommes bâtis solidement, ces loges sont larges à leur extrémité supérieure et étroites en bas ; elles sont relativement très profondes, et présentent la configuration d'une poire ou d'un entonnoir à petite extrémité dirigée en bas ; elles sont identiques à droite et à gauche. Chez les femmes bien construites, ces loges sont relativement moins larges à leur partie supérieure et plus ouvertes en bas ; elles ont une tendance à prendre une forme cylindrique. Dans le cas de rein mobile, cette forme cylindrique est très accentuée ; les loges sont moins profondes et ouvertes en bas. Les mêmes auteurs ajoutent qu'il se pourrait que cette forme anormale des loges paravertébrales fût le résultat d'une conformation anormale du corps pouvant se transmettre d'une génération à la suivante, ce qui expliquerait l'hérédité du rein mobile.

Quoi qu'il en soit de cette dernière considération, il faut retenir la différence de configuration des loges destinées à contenir le rein, dans les deux sexes, et de leur configuration spéciale dans le cas de rein mobile. A cette cause, qui peut être invoquée pour tous les cas de néphroptose, viennent s'ajouter des causes spéciales variables avec chaque individu, lesquelles agissent, les unes mécaniquement, en déterminant des tractions plus ou moins fortes sur les reins, les autres d'une façon plus complexe, en amenant le relâchement des soutiens primitifs de ces organes. En résumé, les conditions générales de fixation des reins sont celles de l'équilibre des viscères intraabdominaux : toute cause susceptible de rompre cet équilibre pourra avoir un retentissement sur les reins. Parmi ces causes, nous mentionnerons spécialement le relâchement de la sangle formée par les muscles de la paroi abdominale antérieure, l'entéroptose de Glénard, l'usage immodéré du corset, enfin les poussées congestives qui se font du côté des reins au moment des époques, surtout chez les neuro-arthritiques, et qui, en augmentant leur poids, contribuent à le déplacer. Telles sont les causes du rein mobile ; ainsi formulée, la pathogénie du rein mobile paraîtra bien vague à l'esprit de beaucoup d'observateurs qui aiment la précision ; mais dans l'état actuel de nos connaissances : il n'est pas possible, à notre avis, d'arriver à une autre conclusion.

Pour ce qui est du déplacement du rein beaucoup plus fréquent à droite qu'à gauche, il est facile de l'expliquer. Les raisons de ce phénomène sont très nombreuses :

L'absence du feuillet de Toldt en est une ; on sait que l'on donne ce nom au feuillet formé par le péritoine pariétal primitif, qui s'est transformé en une membrane conjonctive, quand le côlon, descendant avec son méso primitif, est venu se souder à lui. A droite cette membrane n'existe pas, car le rein est revêtu par le péritoine pariétal seul ; il en résulte qu'il est moins bien soutenu en avant, et par conséquent plus mobilisable que le gauche.

En outre, le rein droit est tiraillé par un certain nombre d'organes ; souvent à son pôle inférieur est suspendu le sommet du côlon ascendant, et l'on ne trouve pas, de ce côté, pour contre balancer cette traction, le ligament pleuro-colique de Cruveilhier, qui existe à gauche. D'autre part, Tuffier décrit un ligament qui unit le cæcum à l'extrémité inférieure du rein droit ; lorsque le cæcum se déplace, il tire donc sur le rein.

Enfin, Landau (loc. cit.) énumère diverses causes secondaires :

Le mésocôlon est moins résistant et plus long à droite qu'à gauche.

A droite, le colon ascendant forme avec le côlon transverse un angle obtus, de sorte que de ce côté pèsera le poids de ces deux portions du gros intestin, tandis qu'à gauche les côlons transverse et descendant formant un angle droit, l'effet ne sera pas le même.

L'artère rénale gauche est plus courte, et unie à la queue du pancréas.

Pour ŒErum et Herr, la veine surrénale droite se rendant dans la veine cave inférieure, tandis que la gauche se termine dans la veine rénale, il en résulte que le rein gauche est fixé plus intimement à la capsule surrénale.

Le duodénum s'appuie également sur le hile du rein droit, ce qui ne contribue certes pas à fixer cette glande.

Le foie vient aussi peser sur son extrémité supérieure et lui transmet les pressions auxquelles il est lui-même soumis. Il le comprime, et lui imprime sans cesse des oscillations répétées.

De ces notions acquises sur la pathogénie du rein mobile, il est difficile de tirer des conclusions précises pour la thérapeutique de cette affection. Force est donc au clinicien de demander à une autre source les renseignements qui devront le guider dans le traitement du rein mobile.

Devra-t-il se guider sur le degré de mobilité du rein, devra-t-il n'opérer que les néphroptoses des 3ᵉ et 4ᵉ degré, et se contenter pour les autres de recommander l'usage de la ceinture ? Non, car il est aujourd'hui démontré que des reins très peu déplacés donnent lieu à des crises douloureuses très violentes, incompatibles avec la santé, tandis que des reins flottants dans l'abdomen et extrêmement mobiles sont bien supportés par les malades et n'amènent aucune complication. Le degré de mobilité du rein ne peut donc servir de base aux indications opératoires.

Nous pensons avec bien d'autres que c'est au cortège symptomatique que devra s'adresser le clinicien pour prendre une décision.

Et tout d'abord, il est un certain nombre de reins mobiles qui ne donnent lieu à aucun trouble fonctionnel, et qui sont découverts par hasard. Ceux-là ne sont pas justiciables d'une opération, et il ne viendra assurément pas à l'esprit d'un chirurgien consciencieux de les opérer, sous prétexte qu'ils peuvent ultérieurement être le point de départ de complications. L'abstention s'impose dans ces cas.

A l'opposé de ces cas, assez nombreux d'ailleurs, se présentent ceux dans lesquels le rein mobile est le siège d'une altération plus ou moins grave, néoplasmes, hydronéphroses, pyélo-néphrite avec ou sans calculs. Ici, pas de doute non plus ; le devoir est d'intervenir, en appropriant l'intervention aux diverses circonstances, et l'on fera soit la néphrectomie, si le rein est atteint d'une tumeur ou s'il est le siège d'une lésion inflammatoire très prononcée, qui rend son fonctionnement illusoire (dans ce cas, il faudra s'assurer de l'état du rein opposé), soit la néphrorraphie simple ou avec transplantation de l'uretère (urétéro-pyélonéostomie), s'il s'agit d'hydronéphrose ou de pyélo-néphrite.

Mais les cas intermédiaires entre ces deux extrêmes, cas qui sont assurément de beaucoup les plus fréquents, sont

bien plus embarrassants, et mettent à contribution la sa-
gacité du clinicien. Il devra rechercher si les troubles pré-
sentés par les malades sont sous la dépendance du déplacement rénal, et uniquement dus à ce déplacement. Cette
recherche est souvent malaisée, car il n'est pas toujours
facile de déterminer si la douleur ressentie par la malade
provient uniquement du déplacement du rein, ou si elle ne
tient pas à une cause indépendante, telle que l'hystérie ou
la neurasthénie. Cependant, quand les douleurs sont bien
localisées au niveau du rein, quand elles surviennent par
crises occasionnées par la fatigue, par certains mouvements,
quand elles sont calmées par le repos dans le décubitus ho-
rizontal, il ne paraît pas douteux que la néphropexie ne soit
indiquée. Si l'on constate les stigmates de la neurasthénie
ou de l'hystérie, le problème est plus difficile à résoudre,
car cet état nerveux lui-même peut être sous la dépendance
du rein mobile, et disparaître avec sa fixation. Il faudra
donc rechercher quelles relations existent entre les deux
affections ; l'état nerveux a-t-il pris naissance avec la mobilité rénale, ou l'a-t-il précédée ? Est-il exagéré par elle ?
Si cela est démontré, la néphropexie est indiquée, car on a
vu, avec cette opération, disparaître ou s'améliorer les
troubles nerveux. Mais c'est là une question délicate, qui
demande une observation minutieuse et prolongée du sujet.

Il en est de même des troubles digestifs, qui accompa-
gnent souvent le rein mobile. Le chirurgien devra rechercher s'ils sont réellement dus au déplacement rénal, ou si
ce dernier n'est qu'un phénomène accessoire d'un ensemble symptomatique complexe, tel que celui qu'on observe
dans l'entéroptose ou dans ce type clinique décrit par
Tuffier, dont nous avons parlé plus haut. Dans ces cas, la
néphropexie, n'amenant en général aucun soulagement,
doit être rejetée.

Nos conclusions seront donc celles-ci.

1° Ne pas opérer les reins mobiles qui ne donnent lieu à

aucun trouble. Se contenter alors de l'usage d'une ceinture.

2° Opérer ceux qui sont le siège d'une dégénérescence néoplasiqne ou inflammatoire telle qu'hydronéphrose, pyélo-néphrite, en appropriant l'opération aux diverses circonstances.

3° Recourir à la néphrorraphie pour les reins mobiles douloureux, et pour ceux qui donnent lieu à des troubles digestifs, quand il est bien démontré que les douleurs et les troubles digestifs sont dus au déplacement du rein. Dans ces derniers cas on pourra d'ailleurs, avant d'opérer, essayer l'usage d'une ceinture.

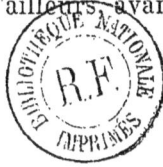

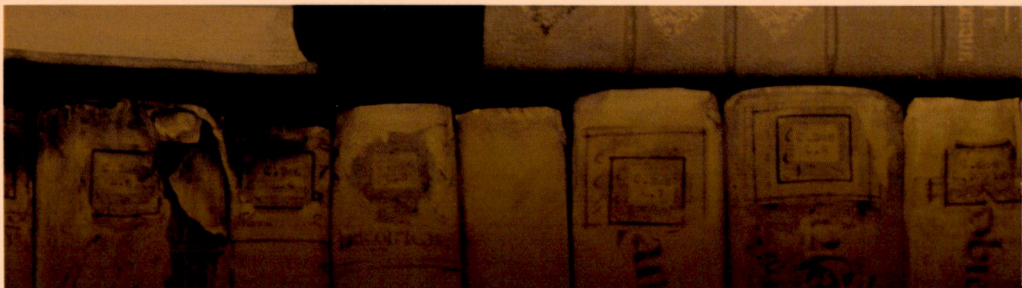

Rein mobile, pathogénie et indications opératoires, par le Dr Guillet,... Rapport présenté à la cinquième session de l'Association française d'urologie

http://gallica.bnf.fr/ark:/12148/bpt6k5657095g

Hachette LIVRE   {BnF   gallica BIBLIOTHÈQUE NUMÉRIQUE

9 782019 583408

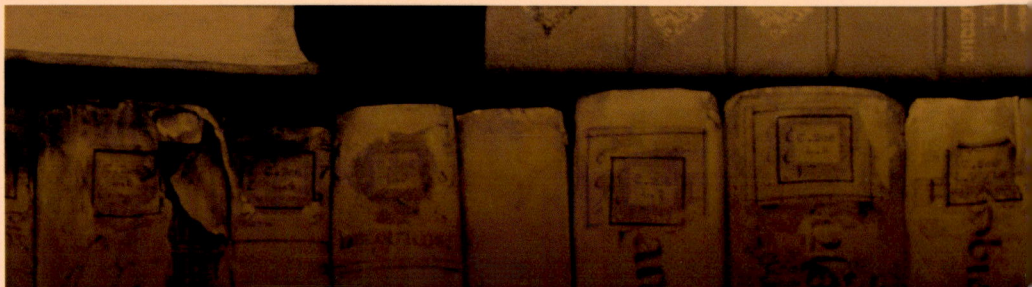

Soignons-nous les malades mieux qu'autrefois ? /
par le Dr X. Arnozan,... ; Faculté de médecine de
Bordeaux

http://gallica.bnf.fr/ark:/12148/bpt6k5707867s

hachette LIVRE   {BnF   gallica BIBLIOTHÈQUE NUMÉRIQUE

9 782013 727099